LA SPHYGMOMANOMÉTRIE A LUCHON

SPHYGMOMANOMÉTRIE DES MALADES

traités par les

VAPEURS SULFUREUSES DE LUCHON

PAR

Le Dr B. DE GORSSE

Ancien Interne provisoire des hôpitaux de Paris
Médecin consultant à Luchon

Extrait de la *Presse Thermale*

25 juin 1909

PARIS

IMPRIMERIE LEVÉ

17, RUE CASSETTE, 17

1909

SPHYGMOMANOMÉTRIE DES MALADES

VAPEURS SULFUREUSES DE LUCHON

Le 15 mai dernier, nous faisions à la Société de Biologie une communication orale sur les modifications apportées aux tensions artérielles par les cures de vapeurs sulfureuses. Cette communication était trop longue pour pouvoir être rapportée *in extenso* dans le Bulletin de cette Société. Aussi avons-nous pensé être utile à nos confrères en la reproduisant longuement et en fixant leurs idées sur certains points que l'on n'avait pas encore mis à jour. Les faits que nous allons exposer ici contrediront peut-être les opinions courantes émises et reçues sans contrôle sur l'action des eaux sulfureuses. Il était donc bon de les publier.

Ce sont des observations que l'on peut vérifier en les renouvelant, des observations expérimentales qui répondent aux faits cliniques que nous avions pu parfois observer en soignant des rhumatisants à localisations endocardiaques, même récentes, ou des hypertendus qui présentaient des symptômes de labyrinthisme congestif.

Il y a cinq ou six ans, notre ami le docteur Marcel Labbé, professeur agrégé à la Faculté de Médecine, nous avait engagé à continuer les recherches commencées par lui à Luchon sur l'action des vapeurs sulfureuses sur le sang.

Il avait montré, et nous avions pu observer avec lui, comment celles-ci augmentaient l'activité de réduction de l'oxyhémoglobine.

Ces recherches avaient attiré notre attention sur l'appareil circulatoire des malades que nous soumettions au traitement sulfureux et nous avaient conduit tout naturellement à nous occuper de l'action des vapeurs luchonnaises sur la tension sanguine.

Chose curieuse, rien n'avait encore été fait sur ce sujet cependant très important ; et c'est ainsi qu'il y a deux ans, avec le concours du docteur André Lagrange, actuellement chef de clinique à « La Clinique du Cœur », de M. le docteur Huchard, nous avons commencé à étudier les modifications apportées dans la circulation par les vapeurs sulfureuses.

Ces études, commencées en 1907 avec l'appareil de Bouloumié, ont été poursuivies en 1908 avec le *Pulsocardioscope* de Lagrange ; nous nous proposons d'employer désormais le Sphygmomanométrographe que Lagrange a présenté en septembre 1908 au dixième congrès français de médecine à Genève. Cet instrument nous permettra d'obtenir des graphiques susceptibles d'échapper à toute erreur d'interprétation.

Nos expériences poursuivies tant en 1907 qu'en 1908 ont porté sur 38 sujets qui ont bien voulu se prêter à cette étude un peu ennuyeuse pour eux.

Nous avons voulu étudier plusieurs points qui nous intéressaient plus particulièrement ; l'emploi des vapeurs sulfureuses, à Luchon, peut être scindé en deux procédés opératoires : ou bien c'est l'étuve, le bain de vapeurs sulfureuses dans lequel le malade est placé tout entier ; ou bien c'est le humage, l'inhalation particulière qui consiste à respirer des vapeurs thérapeutiques qui s'échappent d'un tube devant lequel se place le malade. Si, dans le premier de ces procédés, on pouvait s'attendre à un abaissement de la tension artérielle maxima par suite de la sudation abondante qu'il engendre, il n'en était pas de même du deuxième qui n'entraîne aucune transpiration.

De plus, nous voulions connaître le temps *utile* de ces deux modes thérapeutiques très actifs, — nous entendons par là la durée maxima que le malade ne doit pas dépasser pour n'être pas incommodé.

Nous voulions également savoir si l'hypertension et les lésions cardiaques étaient ou non des contre-indications au traitement sulfureux.

Et cela nous a amené à faire des constatations auxquelles nous étions loin de nous attendre. Nous en étions resté aux contre-indications relatées dans tous les ouvrages spéciaux qui disaient que les maladies du cœur étaient un empêchement absolu à suivre un traitement sulfureux. Cette idée avait bien reçu quelques accrocs de la clinique qui nous avait montré dans notre clientèle personnelle que certains rhumatisants, porteurs de lésions cardiaques récentes ou anciennes, n'avaient pas été le moins du monde incommodés de suivre un traitement sulfureux composé de humages, de bains ordinaires, voire de bains hyperthermaux et même d'étuves ; mais nous mettions ces résultats heureux sur le compte de la prudence avec laquelle nous avions suivi le traitement.

Les faits sont venus démentir la théorie courante, et voici les résultats de nos examens.

Chez tous nos malades, sans exception, nous avons pu constater que le humage aussi bien que l'étuve, et pas plus celle-ci qui celui-là, provoquaient chaque fois un abaissement de la tension artérielle prise au moment de la tension maxima, c'est-à-dire au moment du passage de l'ondée sanguine.

Cet abaissement, essentiellement variable, peut aller de cinq à vingt-cinq millimètres de mercure, avec une moyenne de quinze millimètres.

Cet abaissement constaté immédiatement après l'inhalation des vapeurs ne se maintient pas ; nous voulons dire par là que, le lendemain, la tension est remontée pour baisser de nouveau après l'application du mode thérapeutique. Mais ces hausses sont de moins en moins élevées, de telle sorte qu'après un traitement moyen de vingt-cinq jours, la tension maxima du malade est et reste abaissée, eu égard à ce qu'elle était au début. Si on fait une courbe, on voit qu'elle est progressivement descendante. Cet abaissement est, en moyenne, de dix millimètres. Il se maintient. Des malades examinés quelques mois après n'avaient pas varié et avaient conservé cet abaissement de la tension.

De même, plus l'action des vapeurs est prolongée, et plus l'abaissement de la tension artérielle est considérable : un humage de 30 minutes donnera par exemple chez un sujet un abaissement de vingt-cinq millimètres alors que la diminution moyenne, chez ce malade, est de dix millimètres pour quinze minutes.

La tension minima, c'est-à-dire la pression qui existe constamment dans l'artère en mettant de côté la poussée produite par l'ondée sanguine due à la systole ventriculaire suit une marche inverse de la tension maxima.

Elle suit, au contraire, la marche de la tension artério-capillaire et ce que l'on peut dire de l'une peut se dire de l'autre.

Voici, en effet, ce que nous observons pour la tension artério-capillaire prise avec le doigtier de Gœrtner : l'inhalation des vapeurs sulfureuses augmente immédiatement la tension artério-capillaire.

Cette augmentation ne se maintient pas ; la pression artériolaire, après avoir monté pendant l'application thérapeutique ne tarde pas à redescendre. Mais elle redescend de moins en moins bas, de telle sorte qu'à la fin d'un traitement thermal, la pression artério-capillaire est notablement augmentée ; la tendance générale de la courbe ainsi tracée est de se rapprocher de la courbe descendante de la tension artérielle maxima.

L'augmentation momentanée de la pression artériolaire sous l'influence des vapeurs sulfureuses est d'autant plus grande que la durée est plus longue du temps pendant lequel le malade est soumis à l'action des vapeurs sulfureuses. C'est-à-dire qu'un humage de trente minutes donne une augmentation beaucoup plus forte de la tension artério-capillaire, qu'un humage de dix minutes.

Une première indication thérapeutique qui découlera des faits précédents est celle-ci : les cardiaques peuvent suivre un traitement sulfureux, *à condition qu'il n'y ait pas de résistance périphérique*, et que l'hypertension quand elle existe ne soit pas due à ce dernier processus. On sait, en effet, que, dans ce cas, les pressions maxima et minima se rapprochent. Les plus importantes de ces résistances périphériques sont localisées dans le rein et dans le foie : il faut et il suffit donc, pour qu'un cardiaque puisse subir un traitement sulfureux, que son appareil rénal et son foie soient intacts, c'est-à-dire qu'il y ait entre la pression maxima et la pression minima l'écart de vingt-cinq à trente millimètres cubes de mercure qui constitue l'écart normal.

Nous en dirons autant en ce qui concerne l'hypertension : toute hypertension qui ne trouvera pas sa cause dans une résistance périphérique est susceptible de supporter un traitement par les eaux sulfureuses. Les hypertendus dont le filtre rénal est sain trouveront même un bénéfice dans un traitement qui abaissera leur tension artérielle maxima d'une façon sensible et prolongée.

C'est déjà là un point très important, certain mais difficile à expliquer. Quel est l'agent de cette action sur la pression sanguine? Nous n'en savons encore trop rien ; peut-être faudrait-il le chercher dans la quantité considérable d'émanations de corps radio-actifs que M. Moureu a trouvée dans les gaz spontanés dégagés par les sources luchonnaises (Moureu et Lepape, *Académie de Médecine*, 30 mars 1909). Mais nous entrerions là dans le domaine de l'hypothèse, et il nous vaut mieux rester dans la constatation de faits précis.

Ces constatations nous ont permis d'avoir des indications très intéressantes sur la façon d'administrer les vapeurs sulfureuses de Luchon ; et c'est en étudiant le travail relatif du cœur, le travail relatif des artères et leur rapport que nous avons pu les établir.

Nous avions vu souvent des malades faire des humages prolongés au delà de toute raison ; nous les avions vu sortir de là écarlates, congestionnés au dernier point, et nous nous demandions si le remède, dans ce cas, n'était pas pire que le mal qu'on venait soigner.

On sait que le travail relatif du cœur et des artères a, comme facteur composant, la différence existant entre la tension maxima et la tension minima.

Après les études très intéressantes de Josué, Lagrange a donné pour le premier une formule qui nous semble être fort acceptable :

(Tens. Max. — Tens. Min.) × Pouls + Tens. Min. = Travail relatif du cœur.

Bouloumié donne pour la deuxième la formule suivante :

(Tens. Max. — Tens. Min.) × Pouls + (Tens. Min. × 60) = Travail relatif artériel.

Il est évident que si le premier facteur, Tension Maxima — Tension Minima, c'est-à-dire l'amplitude du pouls, varie, les conditions physiologiques du travail du cœur, du travail des artères et de leur rapport varient également.

Nous avons pu déterminer ainsi que le temps *utile* d'un humage est de quinze minutes, et que le temps *limite*, qu'il ne faut pas dépasser sous peine de voir son action retentir fâcheusement sur le travail du cœur est de vingt minutes. Au delà de cette espace de temps, la tension maxima diminuant considérablement tandis que la tension minima augmente en revanche de même façon, l'amplitude du pouls tend à diminuer, et la tension artério-capillaire atteint des proportions auxquelles il faut se garder d'arriver.

Lorsque nous fîmes notre communication à la Société de Biologie, M. Josué, médecin des hôpitaux de Paris, dont on connaît la compétence en la matière, et qui assistait à la séance, nous fit quelques remarques que nous tenons à relater et auxquelles nous nous empressâmes de répondre.

Il nous demanda d'abord de quels instruments nous nous étions servi pour prendre nos tensions artérielles. Nous répondîmes qu'en 1907, nous nous étions servi, pour cinq malades, de l'appareil de Bouloumié, qui ne permet pas de mesurer la tension minima, par suite d'observer le travail relatif du cœur. En revanche, en 1908, nous nous servîmes, pour trente-trois sujets, du « Pulsocardioscope » de Lagrange, très portatif, et qui mesure beaucoup plus exactement que le précédent la tension maxima, en même temps qu'il nous permet d'apprécier la tension minima. Si donc nos constatations de 1907 sont à laisser de côté, celles de 1908, beaucoup plus nombreuses, nous donnent des renseignements que l'on ne peut contester.

M. Josué nous a ensuite dit le peu de valeur qu'il attribue à la tension artério-capillaire prise au doigtier de Gaertner. Nous avouons partager entièrement sa manière de voir sur ce sujet. Cette tension artériolaire est sujette à de telles variations chez le même individu, se modifiant suivant l'état barométrique et thermométrique de l'atmosphère et du milieu où on l'examine, suivant le moment où on la recherche, suivant l'état physique du sujet, ou même son état moral et psychique, que nous n'y attachons aucune valeur. Nous ne l'avons simplement relatée que pour qu'on ne puisse nous reprocher d'apporter des observations incomplètes ; mais elle n'a, à nos yeux, comme à ceux de M. Josué, aucune signification précise.

Enfin M. Josué nous a fait observer qu'il ne faut pas trop se hâter de conclure à des résultats lorsqu'on constate des variations, même importantes, des tensions artérielles. Il a pu observer des abaissements considérables de la tension maxima par des moyens thérapeutiques insignifiants, comme, par exemple, celui qui consiste à mettre une compresse mouillée sur la région précordiale. Nous avouons n'avoir pas cherché à démontrer que les cures sulfureuses constituent un traitement rationnel de l'hypertension. Nous n'avons certes pas de telles prétentions. Nous avons simplement voulu, à un moment où on s'occupe beaucoup de ces questions de tensions, rechercher les modifications opérées par les cures de vapeurs sulfureuses, et nous avons eu la surprise agréable de constater que loin d'augmenter la tension maxima, ces cures avaient une tendance à l'abaisser très régulièrement et que, par conséquent, l'hypertension, si elle n'était pas une indication au traitement sulfureux, était loin d'en être une contre-indication. Cela n'avait pas encore été démontré, était en opposition avec les idées généralement reçues sur les cures sulfureuses, et devait donc être dit. De cette étude rapide, qui n'est que l'ébauche de travaux que nous nous proposons de poursuivre sur la sphygmomanométrie clinique à Luchon, nous pouvons d'ores et déjà tirer les conclusions suivantes :

I. L'emploi des vapeurs sulfureuses à Luchon a une action immédiate constante sur les tensions sanguines : il diminue la tension maxima, augmente la tension minima et la tension artério-capillaire.

II. L'emploi des vapeurs sulfureuses à Luchon a une action progressive et prolongée sur les tensions sanguines ; il tend à rapprocher ces tensions dans le même sens que l'action produite immédiatement. Ce rapprochement persiste quelques mois après le traitement.

III. Les hypertendus et les cardiaques peuvent être soignés sans danger aux eaux sulfureuses, à condition qu'il n'y ait pas de résistance périphérique, en particulier dans les artères splanchniques.

IV. L'emploi des vapeurs sulfureuses doit être limité, dans sa durée, à un maximum de vingt minutes. Passé ce temps, l'amplitude du pouls est diminuée de façon telle qu'elle peut être l'indice de troubles graves dans la circulation.

PARIS. — IMP. LEVÉ, RUE CASSETTE, 17. — S.